DES RAPPORTS

DE

LA THÉRAPEUTIQUE

AVEC

LES AUTRES BRANCHES DE LA MÉDECINE

PAR LE Dr H. SOULIER

Chargé du cours de thérapeutique à la Faculté de médecine de Lyon,
Médecin des hôpitaux.

LEÇON D'OUVERTURE

LYON
ASSOCIATION TYPOGRAPHIQUE
C. RIOTOR, RUE DE LA BARRE, 12

1877

(Extrait du Lyon Médical).

DES RAPPORTS

DE

LA THÉRAPEUTIQUE

AVEC

LES AUTRES BRANCHES DE LA MÉDECINE

La thérapeutique, que je suis chargé de vous enseigner, a pour objet le traitement des maladies ; elle apprend à guérir ou tout au moins à soulager, à composer, comme dit le vieil Homère, *les doux médicaments qui apaisent les noires douleurs*.

Je devrais peut-être, suivant l'usage, commencer ces leçons par des considérations générales sur le malade, le médicament, les modifications de l'un par l'autre, sur la manière dont on peut comprendre la guérison du malade par le remède, mais le sujet que j'ai choisi pour ce premier cours, *les rapports de la thérapeutique avec les autres branches de la médecine*, est trop vaste pour ne pas l'aborder immédiatement.

La thérapeutique est le point culminant de vos études médicales. Elle s'appuie sur toutes les connaissances que vous avez dû successivement acquérir ; et de celles-ci aucune ne doit être désignée par l'étiquette dédaigneuse de *science accessoire*, comme si elle ne jouait qu'un rôle secondaire dans la pratique médicale. La thérapeutique n'est pas seulement le couronnement d'un édifice, elle est l'édifice lui-même, dont les matériaux peuvent différer beaucoup entre eux et n'en être pas moins chacun indispensable. Que l'on établisse dans la série des sciences médicales une sorte de hiérarchie, soit ; mais soyez-en bien convaincus, ce ne sera pas sans préjudice grave pour vos malades, pour vous-mêmes, pour votre réputation que vous ignorerez les faits d'ordre physico-chimique aussi bien que d'ordre biologique, présentés par l'être malade, ceux qui se rapportent au médicament comme ceux qui se passent dans l'organisme, à partir du moment où le médicament est administré jusqu'au moment où il est éliminé.

Je dirai plus : il n'est aucune science qui ne puisse vous fournir des éléments utiles, des enseignements précieux, même en dehors de celles qui vous sont enseignées dans nos Facultés. Celui qui conserverait présentes à la mémoire les matières de son baccalauréat ès-sciences, quelle supériorité il aurait sur ses confrères ! De quels secours les mathématiques ne sont-elles pas dans l'étude, par exemple, de la physiologie et de la pathologie de l'œil, par conséquent dans la thérapeutique oculaire ! Et même la perfection à laquelle l'astronomie est arrivée pour saisir les *faits intermédiaires*, nous fait entrevoir, a dit M. du Bois Reymond, savant hors de pair et cependant que la haine de l'ennemi héréditaire troubla un jour au point de s'excuser, devant son auditoire berlinois, de porter un nom français, nous fait, dis-je, entrevoir quels progrès pourrait réaliser dans notre science l'intelligence conçue par Leibnitz et Laplace, mais que l'humanité ne réalisera jamais, intelligence supposée par eux assez vaste pour connaître toutes les forces dont la nature est animée, les situations respectives des éléments qui la composent, assez puissante pour soumettre toutes ces données à l'analyse. Mais parlons seulement des sciences que vous étudiez dès la première année de vos études médicales.

L'histoire naturelle, la botanique, Messieurs, vous n'en saurez jamais assez. La méthode expérimentale, d'ailleurs, utilise les plantes comme sujet d'expérimentation, et M. Cl. Bernard montrait, naguère encore, l'action des anesthésiques s'étendant à toute la série des êtres vivants, plantes comme animaux, arrêtant même la croissance végétale, qui reprend son cours dès que disparaît l'influence anesthésique. Les études médicales et celles d'histoire naturelle, sont du reste à un certain point de vue, de même ordre, demandant les mêmes aptitudes. Combien de médecins ont illustré, soit la botanique, soit la zoologie !

Peut-on nier un seul instant l'importance de ces deux sciences pour le médecin, même praticien, surtout praticien ?

Gardez-vous bien de dire qu'elles sont bonnes pour l'école, inutiles pour la pratique, *non vitæ, sed scholæ*, suivant l'expression de Sénèque ! Quel cruel embarras serait le vôtre si, appelé auprès d'un enfant offrant certains signes d'empoisonnement après avoir mangé des fruits que l'on vous présente, vous ne pouviez nommer à ses parents les baies de la belladone !

Ne sera-ce pas quelquefois un avantage précieux pour vous de savoir que telle plante appartient à telle famille, puisque, par ce seul fait, vous êtes autorisé à soupçonner chez cette plante, quoique les exceptions soient nombreuses, les propriétes physiologiques et curatives des autres plantes de cette même famille ?

Enfin dans une séance très-prochaine, j'espère bien vous convaincre que la meilleure classification des médicaments, ou plutôt la moins mauvaise, doit s'inspirer des principes de la méthode naturelle, principes dont la découverte ou la formule illustre à jamais le nom lyonnais des de Jussieu. *Erit mihi magnus Apollo*, disait Linné de celui qui fonderait la méthode naturelle sur des bases inébranlables.

La zoologie a certainement une importance moindre que la botanique pour le thérapeutiste. Cependant la matière médicale fait encore de larges emprunts au règne animal. Mais la pathologie comparée, l'expérimentation sur les animaux nous donnent trop de droits sur eux pour rester étrangers à la science dont ils sont l'objet. Lorsque Pythagore découvrit son fameux théorème, il offrit aux dieux une hécatombe ; depuis lors toutes les bêtes, dit-on, tremblent à chaque annonce d'une vérité nouvelle (1). Eh bien ! Messieurs, la science réclame aussi des hécatombes, non pas en actions de grâce, mais pour nous livrer ses secrets.

Sur la minéralogie, je serai très-bref ; laissez-moi seulement vous faire remarquer quelle surprise vous manifesteriez si l'architecte auquel vous avez confié la construction d'une maison, ne savait vous dire ni la nature, ni l'origine des pierres qu'il emploie, ni le nom du bois qu'il a choisi ! Et qu'importe, me direz-vous, de pouvoir nommer ces pierres et ce bois ! il suffit d'en connaître la résistance aux causes de

(1) Bœrne, IN *Histoire de la botanique*, par F. Hœfer, p. 235.

destruction. Oui, mais l'expérience est là, apprenant que celui-là qui connaît le nom, la nature et l'origine des choses en tire le meilleur parti.

J'arrive aux sciences physico-chimiques dans lesquelles ont été faites dans ce siècle de si grandes découvertes, qui toutes, ou presque toutes, peuvent avoir, ont eu déjà un retentissement dans notre domaine. Le médecin est d'ailleurs un savant, et le vers de Térence se présentant à mon esprit,

Homo sum et nihil a me alienum puto,

j'ajouterai : et rien de la science ne doit lui rester étranger.

Mais, Messieurs, sous forme de préliminaires, quels rapports existent entre la science physico-chimique et la physiologie ?

Certes, je ne voudrais pas que la physiologie et la médecine gémissent de nouveau sous la tyrannie des sciences physiques dont Bichat voulut les délivrer. Mais quoi qu'ait pu dire l'illustre réformateur vitaliste, et malgré sa définition de la vie, *la vie est l'ensemble des fonctions qui résistent à la mort*, nous vivons des conditions physico-chmiques qui nous entourent, nous pénètrent pour ainsi dire, bien loin qu'elles soient des causes continuelles de mort contre lesquelles nous ayons à lutter sans cesse.

Tous les faits qui se passent dans les corps vivants peuvent, ainsi que ceux de la nature inanimée, être considérés comme étant de deux ordres, ou physiques ou chimiques. La physique a pour objet l'étude des propriétés et des changements des corps indépendants de toute modification dans leur composition ; la chimie, les propriétés des corps, en tant qu'elles peuvent amener des changements dans leur composition, et ces changements eux-mêmes. Or, dans les organismes vivants, à côté des faits d'ordre physico-chimique semblables à ceux des corps inorganisés, il s'en passe d'autres, qui n'appartiennent qu'aux premiers, mais n'en sont pas moins ou d'ordre physique ou d'ordre chimique. La transmission nerveuse de la périphérie au centre ou réciproquement, est un fait physique, le fait de nutrition est chimique. Faits physiques et faits chimiques sont intimement liés là où il y a vie comme dans le monde inanimé ; la grande loi de la *corrélation des forces physiques*, disons physico-chimiques, est leur trait d'union.

La corrélation des forces physiques avait été entrevue par les anciens, mais surtout, pour ne parler que des modernes, par Laplace et les frères Montgolfier; néanmoins, l'on doit reconnaître que la découverte en appartient bien réellement à Mayer de Heilbronn, pour l'avoir le premier formulée scientifiquement.

Le mémoire de Mayer est de 1842; il a pour titre : *Des forces de la nature inorganique.* Là se trouve la fameuse équation : *Chaleur égale effet mécanique.* Dès l'année suivante, l'ingénieur anglais Joule appliquait la nouvelle théorie aux phénomènes vitaux ; la même année, Grove lui donnait le nom qui lui est resté, celui de *corrélation des forces physiques.* Deux ans après (1845) Mayer insistait sur le principe de l'unité des forces physico-chimiques et à l'équation *chaleur égale mouvement*, il ajoutait l'hypothèse de la *chaleur considérée comme un mode de mouvement* (c'est là le titre d'un volume du grand vulgarisateur anglais, M. Tyndall), ou plutôt Mayer ajoutait l'hypothèse de l'éther dont les vibrations d'une certaine forme seraient la chaleur elle-même. Eh bien ! Messieurs, l'affinité chimique a un rapport tellement étroit avec la chaleur que l'on peut dire : que dans les combinaisons chimiques, la chaleur se dégage en proportions définies, comme si, dans les molécules qui s'unissent, un équivalent de chaleur était remplacé par un équivalent de matière pondérable (1).

Depuis Joule, de grands efforts ont été faits pour faire rentrer le dynamisme du microcosme humain dans le grand cercle ou tourbillon des forces physico-chimiques corrélatives et équivalentes ; ils ont été souvent couronnés de succès. Le physiologiste a largement puisé à la nouvelle théorie, la pathologie n'est pas restée en retard, la thérapeutique devait suivre ; et parmi les plus empressés, l'on voit le professeur Gubler, avec sa tentative des médicaments *dynamophores*, c'est-à-dire de médicaments dynamisés, chargés de forces qu'ils pourraient, pendant leur passage à travers l'organisme, lui céder.

La plupart des agents physiques appartiennent à l'hygiène

(1) Brewes, 106, *La clef de la science.*

que M. Rollet vous enseignera avec une autorité indiscutée. Je dois me borner. De l'électricité, je ne vous dirai que ceci : c'est qu'il est loin d'être indifférent pour le praticien d'ignorer l'électricité scientifique ; et maintenant, je désire m'arrêter quelques instants avec vous sur la lumière.

Vous connaissez les trois spectres du prisme, le spectre lumineux, le spectre calorifique qui déborde du côté du rouge, le spectre chimique qui s'étend au-delà du violet ; vous connaissez les raies spectrales de Fraunhofer, Kirchoff et Bunsen qui prolongent presque à l'infini les limites du champ de l'analyse; mais un cristal, le spath d'Islande, vous présente aussi un phénomène qui ne le cède pas en intérêt aux précédents ; il décompose un rayon de lumière en deux rayons dont l'un, dit extraordinaire, est polarisé, c'est-à-dire jouissant de propriétés particulières, entre autres de celle d'être dévié à droite ou à gauche lorsqu'il passe à travers certains liquides ou certains cristaux.

Messieurs, pouvoir pénétrer plus avant dans la structure intime du corps est sans doute un progrès, mais pouvoir y constater un changement physique de structure, absolument inappréciable à l'instrument le plus grossissant, quel pas immense en avant ! Or le rayon polarisé va être, comme la sonde, — cette comparaison est de Biot qui a fait la découverte si remarquable de la déviation imprimée au plan de polarisation par une foule de produits organiques — va, dis-je, être comme la sonde nous permettant de découvrir la structure moléculaire d'un corps, de dire presque la forme des molécules d'une substance liquide ou parfaitement dissoute, d'un liquide sucré par exemple. Au-delà, il n'y a plus que l'atôme que l'esprit peut si difficilement se représenter amorphe comme indivisible.

La propriété de dévier le plan de polarisation appartient à toute matière organique, paraît être comme son caractère architectural essentiel la séparant de la matière inorganique, et je ne puis résister au désir de vous donner, de l'essayer au moins, de vous donner, dis-je, *la moelle et la substance toute maschée*, pour employer le langage de Montaigne, de l'intéressant travail de M. Pasteur, sur la *dissymétrie moléculaire*, travail qui, d'après moi, devrait le rendre encore plus populaire parmi nous que ses recherches sur les fermentations, car il y a été, dirai-je, comme le Christophe Colomb d'un monde nouveau.

Voici, Messieurs, je suppose, quatre solutions semblables quant à la nature et à la proportion du corps qui y est dissous, il s'agit de quatre solutions d'acide tartrique. Les quatre acides tartriques qui sont là dissous sont quatre acides parfaitement isomères; ce n'est bien dans chaque verre que de l'acide tartrique. Mais dans le premier verre, c'est de l'acide tartrique déviant à droite la lumière polarisée ; dans le second verre, c'est de l'acide tartrique la déviant à gauche ; dans le troisième c'est une solution qui ne dévie pas la lumière polarisée ; elle est un mélange à parties égales d'acide dextrogyre et d'acide levogyre. Et, en effet, après cristallisation, M. Pasteur saura reconnaître, dans le mélange des cristaux qui se sont confusément déposés, ceux qui dévient à droite, ceux qui dévient à gauche, cristaux parfaitement semblables, mais *dissymétriques,* ce qui veut dire *non superposables*, étant l'un à l'autre ce qu'est la main droite à la main gauche, ce qu'est un escalier tournant de droite à gauche à un escalier exactement semblable, mais tournant de gauche à droite. Dans le quatrième verre, c'est encore une solution d'acide tartrique, comme la précédente sans action sur la lumière polarisée, mais non composée comme elle des deux acides droit et gauche à action contraire et s'annulant ; un seul acide est ici présent, mais il est inactif.

M. Pasteur rapporte dans son mémoire un fait bien touchant. M. Biot qui avait entendu parler de ses recherches, le prie de passer au Collége de France pour les répéter devant lui ; une solution d'acide paratartrique, que M. Pasteur assurait à M. Biot être un mélange de deux acides tartriques droit et gauche (ou plus exactement, des deux tartrates de soude et d'ammoniaque correspondants) avait abandonné par le repos et l'évaporation 30 ou 40 grammes de cristaux. M. Pasteur se met à l'œuvre sous les yeux de M. Biot, fait la séparation des deux formes de cristaux, puis lui dit : Voici les cristaux droits, voici les cristaux gauches. La solution d'acide tartrique gauche, la plus intéressante, car M. Biot ne connaissait que l'acide tartrique dextrogyre, est préparée immédiatement par lui-même ; il la place dans l'appareil de polarisation ; la rotation se fait bien à gauche, elle est même considérable. Alors l'illustre vieillard, très-ému, prenant le bras de M. Pasteur : *Mon cher enfant*, lui dit-il, *j'ai tant aimé la science dans ma vie que cela me fait battre le cœur*. C'est qu'à la forte émotion du savant, ajoute M. Pasteur, se mêlait le plaisir de voir ses prévisions réalisées. Depuis plus de trente années, M. Biot s'était efforcé vainement de faire partager aux chimistes sa conviction que l'étude de la polarisation rotatoire offrait l'un des plus sûrs moyens de pénétrer dans la connaissance de la constitution moléculaire des corps.

Nous paraissons, n'est-ce pas, Messieurs, être bien loin de la thérapeutique. A la représentation de certain opéra, d'allure peu rossinienne, un spectateur se penchant près de son voisin, raconte, je ne sais plus où, un auteur contemporain, lui dit : Mais monsieur, pensez-vous que ce soit là de la musique. Non, monsieur, répond le voisin, ce n'est pas précisément de la musique, mais on ne peut pas dire non plus que ce soit précisément le contraire. Eh bien, il me semble en ce moment voir et entendre plus d'un d'entre vous se pencher à l'oreille de son voisin et lui dire : Mais est-ce là de la thérapeutique ? et le voisin répondre aussi que si ce n'est pas de la thérapeutique, ce n'est pas précisément le contraire.

Messieurs, le mobile de ma digression, si digression il y a, a été multiple. Il y a plus de quinze ans que j'ai lu les deux leçons de M. Pasteur sur la dissymétrie moléculaire ; mais leur lecture m'a tellement impressionné que j'en ai toujours voulu au monde médical de ne connaître dans M. Pasteur que le panspermiste, l'adversaire acharné des partisans de la génération spontanée, l'expérimentateur ingénieux, le théoricien charmant toute une génération, et d'ignorer ce que je considère comme le diamant le plus pur de son écrin scientifique.

Une seconde raison a été celle-ci : attirer l'attention sur la lumière polarisée comme moyen d'exploration trop négligé par les histologistes. Je sais bien que le professeur Ranvier objecte que trop facilement le plus ou moins de compression de la préparation microscopique fait disparaître ou réapparaître sa biréfringence; mais je ne comprends pas qu'il regarde, par exemple, comme un fait de peu d'importance que le processus morbide le plus léger enlève à la substance cartilagineuse sa biréfringence. Et d'ailleurs, même entre ses mains, l'application de la lumière polarisée à l'étude du tissu musculaire ne l'a-t-elle pas conduit à la constatation de faits du plus grand intérêt ?

Mon ami, le professeur Cantani (de Naples), d'autre part, a édifié une théorie du diabète sucré sur le fait, par lui constaté, que le sucre de diabète contenu dans le sang du diabétique, est, contrairement au sucre de glycose de leur urine, indifférent à la lumière polarisée.

Je tiens enfin à dire, à tous les retardataires (qu'ils en prennent plus ou moins gaîment leur parti, cela me touche peu), que plus nous irons, plus les points de contact de la médecine et des sciences se multiplieront.

Si vous avez pu croire qu'en vous parlant de polarisation, je m'éloignai par trop de la thérapeutique, vous ne pourrez pas songer un seul instant à m'adresser le même reproche pour le nouvel ordre de faits que j'aborde ; je vais vous parler de *diffusion*.

Qu'il s'agisse du mode d'absorption de l'agent médicamenteux, de son passage à travers l'organisme jusqu'au moment où il est éliminé, les lois de la diffusion des liquides doivent vous être connues. Ces faits de diffusion arrivent naturellement après ceux de polarisation rotatoire, car il s'agit encore là de phénomènes moléculaires.

Vous connaissez l'endosmose de Dutrochet. Soit une poche membraneuse surmontée d'un tube de verre un peu long ; versez dans cette poche un liquide plus dense que l'eau, une solution de gomme, du lait, de l'albumine ; plongez-la dans un vase rempli d'eau distillée, et aussitôt un courant se produit du vase vers la poche, avec une force suffisante pour faire monter de plusieurs décimètres le liquide dans le tube ; d'autre part, l'eau du vase contiendra de la gomme, de telle sorte qu'il se produit un double courant *endosmotique* du liquide le moins dense vers le liquide le plus dense, c'est le courant le plus fort, et un courant *exosmotique* plus faible du liquide le plus dense vers le moins dense.

Je borne à ces quelques mots les faits d'endosmose des liquides. Il a été aussi prouvé que les gaz s'endosmosaient. De l'acide carbonique étant séparé de l'oxygène par une membrane humide, un courant se produit de l'acide carbonique vers l'oxygène. L'application de ce fait à la respiration s'impose d'elle-même.

Dutrochet donna sa découverte comme celle d'une loi physique expliquant non-seulement l'ascension de la sève dans les végétaux, mais encore, comme rendant compte de la plupart des phénomènes vitaux, surtout de ceux de nutrition. Son premier mémoire, de 1826, avait pour titre : *L'agent immédiat du mouvement vital*, et en 1827 il réunissait ses recherches sur l'endosmose sous celui de : *Mémoires pour servir à l'histoire anatomique et physiologique des végétaux et des animaux.*

L'on a pu dire que Dutrochet n'était pas un esprit d'une haute portée scientifique, qu'il n'eut qu'une seule inspiration ; en tout cas elle a suffi pour le rendre célèbre; l'anglais Thomas Graham, dont je dois maintenant vous parler, fut évidemment une intelligence plus scientifiquement généralisatrice.

Thomas Graham, mort il y a huit ans, est l'auteur de travaux de la plus grande originalité sur les phosphates et sur les composés d'acide phosphorique et d'eau, il considérait ces derniers comme des sels, dans lesquels l'hydrogène jouerait le rôle d'un métal, et cela avant que la théorie des types, dont je vous dirai bientôt un mot, ait été formulée; on lui doit aussi d'avoir reconnu que moins d'un millième de vapeur d'essence de térébenthine dans l'air suffisait pour empêcher l'oxydation du phosphore, fait qui aurait dû attirer aussitôt l'attention sur l'emploi de l'essence de térébenthine comme antidote de ce métalloïde. Mais son plus grand mérite, et celui qui nous touche le plus, c'est d'avoir formulé les lois de la diffusion, et sous le nom de *dialyse*, d'avoir découvert dans cet ordre d'idées toute une série de faits nouveaux.

Pour construire un dialyseur, le plus simple, l'on prend un cerceau de bois ou de gutta-percha, sur le fond duquel l'on tend un papier de parchemin végétal, non collé, que l'on a plongé un court instant dans de l'acide sulfurique pour le rendre résistant et imputrescible. M. Guignet a remplacé le parchemin par de la terre de pipe peu cuite. Le dialyseur est placé dans un vase cylindrique, la matière à dialyser est mise dans le dialyseur. Graham a pu ainsi diviser tous les corps solubles ou liquides en deux grandes classes suivant qu'ils traversent ou ne traversent pas le dialyseur ; les premiers, ceux qui traversent, sont dits *cristalloïdes*, ce sont les substances cristallisables ; les seconds, Graham les appelle *colloïdes*, la gomme, l'albumine, la gélatine, c'est-à-dire les substances d'origine exclusivement organique ; les membranes animales ne les laissent pas plus passer pendant la vie qu'après la mort.

La dialyse est un procédé d'analyse précieux pour les recherches toxicologiques, un procédé de préparation pour certaines formes médicamenteuses, ainsi du fer dialysé préparé avec l'oxychlorure de fer, fer dialysé qui est une dissolution d'hydrate ferrique. Vous entrevoyez aisément toutes les applications de la dialyse à la physiologie, de quelle importance il est pour le thérapeutiste de connaître ses lois. Ce sera dans l'embranchement des cristalloïdes que nous choisirons tout un groupe de diurétiques.

Dans ses recherches, Graham, je vous l'ai déjà laissé entendre, avait pour objet principal le désir d'accroître nos connaissances sur la composition moléculaire des corps, dont quelques-uns existent à la fois à l'état colloïdal et à l'état cristalloïdal ; ainsi de l'alumine qui peut revêtir le premier état, état très-instable, la rendant l'analogue des colloïdes organiques, état duquel Graham dit qu'il est plutôt *une période dynamique de la matière, l'état cristallin en étant l'état statique.*

Je veux vous rapporter encore un fait curieux de diffusion concernant le sulfate de potasse en dissolution, puisqu'il s'agit d'un agent de la matière médicale, d'un sel célèbre autrefois, du sel polychreste de Glaser, purgatif un peu délaissé aujourd'hui. Eh bien, soumettant à la dialyse le sulfate de potasse, Graham sépara la potasse caustique de l'acide sulfurique ; une quantité inégale de chacun d'eux diffuse à travers le dialyseur, comme l'oxygène et l'azote de l'air atmosphérique diffusent inégalement à travers une paroi poreuse d'argile ; le sulfate de potasse dissous ne serait donc qu'un mélange d'acide sulfurique et de potasse et non une combinaison.

Tous, à présent, vous saisissez avec précision l'importance des faits de diffusion moléculaire que la science doit à Thomas Graham.

Maintenant passons aux rapports de la thérapeutique avec la chimie. Si pour l'histoire naturelle, la physique, une démonstration était peut-être nécessaire, à propos de chimie, je n'ai besoin de faire la preuve ; il me suffit de choisir au hasard. Même pour les gens du monde, ne sommes-nous pas beaucoup chimistes ? ils n'admettent pas que nous puissions ignorer comment nos remèdes sont préparés, que nous puissions ignorer quels changements ils subissent dans l'organisme, quels changements ils lui font subir ; et à chaque instant romanciers, poètes, auteurs comiques, confondent médecins et chimistes. Un seul exemple : Regnard fait parler ainsi son Crispin dans les *Folies amoureuses* (1).

Oui, monsieur, tout le temps de ma vie
J'ai fait profession d'exercer la chimie.
Tel que vous me voyez, il n'est guère de maux
Où je ne sache mettre à propos :
Fièvre, gravelle, toux, vertiges, maux de mère.

La chimie, d'ailleurs, a toujours été étroitement liée à la médecine. Et certes, ce serait commettre une erreur, si l'on disait que tous les efforts des médecins spagiristes, qui appliquaient à l'organisme les données alchimiques de leur temps, ont été perdus. Leibnitz a bien su *découvrir de l'or dans le fumier de la scolastique ;* et le langage exagéré de Paracelse renfermait une parcelle de vérité lorsque, s'adressant à ceux qu'il appeleit les *docteurs à gants blancs* qui craignent de se salir les doigts en travaillant dans un laboratoire, il s'écriait : « Vous qui, après avoir étudié Hippocrate, Galien, Avicenne, « croyez tout savoir, vous ne savez encore rien. Vous voulez « prescrire des médicaments et vous ignorez l'art de les « préparer. La chimie vous donne la solution de tous les « problèmes de la physiologie, de la pathologie et de la thé- « rapeutique ; en dehors de la chimie, vous tâtonnez dans « les ténèbres. »

L'exagération est manifeste, et encore aujourd'hui, le chimiste médecin exagère souvent. Mais comment admettre que nous restions indifférents aux progrès que la chimie a faits dans ce siècle, surtout dans ces quarante dernières années ! Les exemples, d'ailleurs, abondent, prouvant que l'on peut être un grand chimiste, sans tomber dans les excès

(1) Acte I, sc. v.

des chimiâtres. Et ne suffirait-il pas de rappeler Stahl, grand chimiste pour son époque, et cependant le chef de l'animisme ?

Mais je ne m'occupe que d'hier, d'aujourd'hui, et je vois, au premier rang pour entrer dans la voie nouvelle, deux noms français. Ceux qui les portaient sont morts bien jeunes, avant d'avoir vu leur œuvre appréciée comme elle devait l'être, c'est Laurent mort en 1857 à 46 ans, c'est Gerhardt mort l'année précédente à 40 ans.

La théorie dualiste et électro-chimique de Berzélius régnait sans opposition et le souverain supportait difficilement les contradicteurs. Cependant, certains faits étaient d'une interprétation bien difficile, ainsi celui de la substitution possible du chlore à l'hydrogène, volume par volume, dans la cire qu'avait déjà observée Gay-Lussac, dans l'essence de térébenthine, la liqueur de Hollandais, l'alcool. Laurent s'empare de ces faits de substitution et montre alors le chlore, pouvant dans les combinaisons chimiques jouer le même rôle que l'hydrogène, c'est-à-dire un corps électro-négatif jouant le même rôle qu'un corps électro-positif, capable de le remplacer. Berzélius ne pouvait accepter cela.

Mais M. Dumas découvre l'acide trichloracétique, c'est-à-dire un acide acétique dans lequel trois équivalents de chlore ont remplacé trois équivalents d'hydrogène, acide cependant toujours doué du même pouvoir d'acidité, neutralisant la même quantité de base que l'acide acétique. Les faits de substitution allèrent ensuite se multipliant. Berzélius fut obligé de se rendre.

Laurent étudia surtout la naphtaline et ses nombreux dérivés, et en 1837, âgé de 26 ans, formula la théorie unitaire des noyaux, dans laquelle le composé chimique est conçu, non plus comme un corps binaire, mais comme un tout analogue à un cristal. De la théorie unitaire découlent et la théorie *des types* et la notation *atomique* substituée à celle des *équivalents*.

Dans la théorie unitaire, l'on ne se préoccupe plus de la question des *équivalents*, ou plutôt celle-ci passe au second rang ; l'on ne se préoccupe que du mode de groupement des atomes et des molécules, et d'autre part reconnaissant un certain nombre très-limité de types définis, l'on classe les composés chimiques comme l'on classerait des cristaux.

On admit d'abord le type eau:

$$\left.\begin{matrix} H \\ H \end{matrix}\right\} O.$$

dans lequel l'O, biatomique, est saturé par 2 atomes d'hydrogène, celui-ci étant monoatomique ; puis, après la découverte des ammoniaques composés par M. Wurtz, le type ammoniaque:

$$\left.\begin{matrix} H \\ H \\ H \end{matrix}\right\} Az.$$

L'azote triatomique est ici saturé par trois atomes d'hydrogène.

Gerhardt reconnut ensuite les types hydrogène

$$\begin{matrix} H \\ H \end{matrix}$$

et acide chlorhydrique.

$$H\ Cl.$$

Il me semble, Messieurs, distinguer aujourd'hui comme deux grands courants dans la chimie moderne ; à la tête de chacun d'eux est un des nôtres. Le premier, dirigé par M. Wurtz, est un courant théorique, analytique; le célèbre professeur de chimie médicale à la Faculté de Paris aime à pénétrer dans la structure moléculaire des corps, à compter le nombre de leurs atomes, à rechercher la manière dont ceux-ci se groupent en vertu de cette puissance de combinaison propre à chacun d'eux, appelée *atomicité*. Le second courant, dirigé par M. Berthelot, est plutôt synthétique ; la synthèse est la qualité maîtresse de son talent ; former des corps nouveaux qui pourront devenir utiles à l'art de guérir ou à l'industrie, tel est son principal objectif. Et maintenant je veux vous faire toucher du doigt l'intérêt que nous devons porter à toutes ces choses de chimie organique.

Considérez, par exemple, cette série d'alcools obtenus par fermentation :

Alcool éthylique $C^4 H^6 O^2$
— propylique $C^6 H^8 O^2$
— butylique $C^8 H^{10} O^2$
— amylique $C^{10} H^{12} O^2$

Le premier est l'alcool ordinaire ; le second est un alcool existant dans les matières volatiles que renferme l'eau-de-vie de marc, et les deux derniers se forment avec l'alcool ordinaire pendant la fermentation des mélasses de betterave. Eh bien, d'après MM. Dogiel de Kazan, Rabuteau, Dujardin-Beaumetz et Audigé, les propriétés toxiques de ces alcools paraissent augmenter en raison directe de la complexité de leur composition chimique.

Que je vous fasse remarquer en passant que la série ci-dessus représente une série de corps dits *homologues*, c'est-à-dire de *composés remplissant les mêmes fonctions chimiques et ne différant entre eux que par plus ou moins* $C^2 H^2$ (CH^2 si nous avions pris la notation atomique).

Je vais maintenant vous citer un certain nombre de corps composés, conçus d'après le plan des types, dans lesquels vous verrez les propriétés physiologiques des corps composés rappeler celles des composants ; ce sera comme une consécration physiologique de la théorie des types. J'emprunte ce qui suit à l'introduction de la thérapeutique de Kœhler (p. 9) qui l'a emprunté lui-même à B. W. Richardson.

Partons du gaz éthyle C^4H^5, qui est un radical organique, c'est-à-dire un corps entrant dans les combinaisons chimiques comme un tout moléculaire, comme un atome ; c'est un anesthésique, mais faible.

L'éthyle est le radical de l'alcool ordinaire, ou éthylalcool, suivant le type eau.

La notation atomique de l'eau étant :

$$\left.\begin{matrix} H \\ H \end{matrix}\right\} O$$

l'alcool ordinaire est :

$$\left.\begin{matrix} C^2 H^5 \\ H \end{matrix}\right\} O.$$

Or, l'alcool ordinaire a une action anesthésique certaine ; si de petites doses d'alcool stimulent, de fortes doses peuvent amener, au contraire, une anesthésie complète. Quoi de plus naturel que de considérer ici l'anesthésie comme le fait du radical éthyle ?

Maintenant, si nous substituons dans la formule de l'alcool à la molécule d'hydrogène une seconde molécule d'ethyle, nous avons :

$$\left.\begin{matrix} C^2\ H^5 \\ C^2\ H^5 \end{matrix}\right\} O.$$

Messieurs, c'est l'éther sulfurique ordinaire dont l'action anesthésique est autrement puissante que celle de l'alcool, et n'est précédée que d'une excitation relativement légère. Combien l'esprit est plus satisfait de cette manière de composer l'éther sulfurique ! Comme il comprend facilement son action anesthésique à un haut degré, tandis que la théorie ancienne, qui en faisait de l'alcool moins de l'eau, n'établissait aucune filiation ; c'était une véritable surprise.

Voici maintenant le *chloréthyle* (éther chlorhydrique) (C^2H^5) Cl, gaz joignant à l'action anesthésique de l'éthyle celle de provoquer des palpitations, des vomissements, la paralysie primitive de la respiration, secondaire du cœur, c'est le fait du chlore ; l'*iodéthyle* qui réunit et l'action anesthésiante de l'éthyle et l'action excitante de l'iode sur le système vasculaire, sur le cœur, sur les glandes ; le *bromé-thyle* qui doit au brome d'exciter et de dessécher les muqueuses.

Le *sulféthyle*, le soufre, étant biatomique comme l'oxygène, a pour formule atomique :

$$\left.\begin{matrix} C^2\ H^5 \\ C^2\ H^5 \end{matrix}\right\} S$$

C'est le type eau, comme pour l'éther ordinaire ; les derniers composés étaient, au contraire, suivant le type HCl. Et, en effet, le sulféthyle doit à ses deux radicaux d'éthyle de produire rapidement la narcose sans excitation préalable ; le soufre, lui, manifeste sa présence par la paralysie du cœur, de la respiration, des muscles volontaires.

Le nitritéthyle $C^2H^5NO^2$, doit à l'acide nitreux de paralyser les vasomateurs, action due problablement à l'azote.

Enfin, que le triéthyléther,

$$\left.\begin{matrix} C^2H^5 \\ C^2H^5 \\ C^2H^5 \end{matrix}\right\} \begin{matrix} O \\ O \\ O \end{matrix}$$

soit un anesthésique puissant, cela est facile à comprendre.

Voici, Messieurs, un certain nombre d'exemples dont, j'espère, vous aurez pris bonne note.

Combien je pourrais multiplier les faits chimiques dont la connaissance peut vous rendre de signalés services, enlever de sa banalité à la pratique de notre art ! Mais il me fallait choisir, et j'ai choisi ceux que j'ai supposé avoir pour vous l'intérêt de la nouveauté.

Des rapports de la thérapeutique avec l'anatomie, je ne vous entretiendrai pas longtemps ; j'y reviendrai en vous parlant de classifications ; ces rapports, d'ailleurs, vous voyez aussi bien que moi quels ils sont ; ils découlent de ceux qui existent entre l'anatomie et la physiologie. Comment, par exemple, vous parler de la digitale et des théories variées sur son mode d'action sans commencer par la description des nerfs du cœur, et par une étude physiologique sur son mode d'innervation. Arrivons bien vite à la physiologie.

La physiologie a pour objet l'étude du mode de fonctionnement de l'organisme normal ; elle cherche à se rendre compte des faits dynamiques qui se passent à l'état normal dans le corps organisé. Lorsque l'organisme est malade, il présente d'abord des faits physiologiques normaux ; la femme qui a un cancer au sein digère et respire comme en bonne santé. L'organisme présente, en second lieu, des faits physiologiques anormaux, dont on peut distinguer deux ordres.

Les uns sont d'une compréhension facile, la cause du trouble physiologique saute aux yeux ; ils diffèrent simplement, par le plus ou le moins, pour ainsi dire, des faits normaux ; ainsi de la dyspnée qui résulte de la suppression d'une partie de la surface respiratoire par un épanchement pleurétique. Les phénomènes physiologiques anormaux de second ordre sont ceux dont la cause prochaine, le *déterminisme*, pour employer l'expression de M. Cl. Bernard, nous échappe, dont l'explication est réservée ; si en effet, la physiologie expérimentale ne nous la donne pas pour le moment, par certains résultats acquis, elle nous la laisse cependant entrevoir.

Un exemple : Rien de plus difficile que de provoquer d'emblée une pleurésie purulente chez un animal; or, coupez-lui préalablement les premiers ganglions thoraciques, et tout traumatisme pleural sera suivi d'une inflammation purulente de la plèvre. Voici une expérience suffisante, comme exemple, pour faire espérer l'explication de beaucoup d'anomalies physiologiques que peut présenter l'homme malade, suffisante pour empêcher d'admettre comme une physiologie pathologique différente de la physiologie normale.

Néanmoins, nous sommes obligés de reconnaître que dans l'état actuel de la sience, il y a encore tant d'inconnus, que de temps en temps l'on est contraint de s'incliner devant des faits, en thérapeutique surtout, absolument empiriques.

A cause de ces nombreux inconnus, nous devons ne pas conclure trop hâtivement du fait expérimental, provoqué chez l'animal ou chez l'homme sain, à sa reproduction certaine chez l'homme malade; il y a seulement une forte présomption en faveur de cette reproduction.

Mais gardons-nous d'insister sur ces différences; et proclamons, au contraire, les bienfaits de la méthode expérimentale appliquée à la thérapeutique, méthode expérimentale à laquelle nous devons d'être sortis de la *classique ornière*, où dans ce siècle-ci comme dans celui de Rabelais, *notre pauvre médecine se traînait encore pas à pas, à grands renforts de besicles*, dont le véritable inventeur fut le potier d'Agen, notre Bernard Palissy, et non l'auteur du *novum organum*, méthode expérimentale dans laquelle M. Cl. Bernard se montre si grand artiste, chercheur heureux, toujours infatigable ; à elle aussi, un maître qui appartient à notre Faculté, dont le nom est sur vos lèvres, le professeur Chauveau, doit ses plus beaux titres de renommée scientifique.

Oui, grâce à la méthode expérimentale l'*observation*, fidèle aux préceptes de Bacon, *n'écoute pas seulement la nature en écolière passive, mais l'interroge, et comme Protée la tourmente, afin de surprendre ses secrets en divisant, et, pour ainsi dire, en disséquant les objets à étudier ;* oui, encore, grâce à la méthode expérimentale, l'observation possède *les vis et les leviers* avec lesquels Gœthe, dans son *Faust*, veut *que le naturaliste observateur saisisse, arrache ce que la nature ne donne pas volontairement.*

Et malgré ses *desiderata*, la méthode expérimentale est déjà assez riche, et ses principes sont suffisamment bien établis pour permettre de fonder sur elle des espérances qui ne tromperont pas. Évitons, néanmoins, je le répète encore, de la compromettre par des applications prématurées au lit du malade ; le contrôle clinique, c'est aussi de la méthode expérimentale. Courier a dit de Plutarque qu'il eût fait gagner à Pompée la bataille de Pharsale, si cela eût pu arrondir quelque peu sa phrase. Or, ils sont nombreux, les auteurs de mémoires de physiologie expérimentale qui n'ont pas marchandé les succès thérapeutiques à un alcaloïde, par exemple, dont ils avaient bien étudié l'action physiologique ; ce n'était pas une période à arrondir, c'était un chapitre à compléter.

Nous devons aussi, au point de vue toxicologique, des renseignements précieux à la méthode expérimentale ; les médicaments sont, en grande partie, empruntés à la classe des poisons, et la nécessité de connaître l'effet toxique, lésion ou symptôme, est, pour le thérapeutiste, de tous les instants. Mais, là encore, grande différence quelquefois entre l'organisme sain et l'organisme malade. Je ne rappellerai que la tolérance, pour l'opium, de certains états morbides.

N'attendez pas de moi que je vous parle de pathologie humaine ou comparée, de la nécessité, pour le médecin, de se tenir au courant de leurs progrès. Que la cause de la fièvre typhoïde soit, oui ou non, un contage animé, pouvez-vous y être indifférent ? Trop souvent, les uns invoquent la tradition, les autres l'expérience, et s'opposent à la marche en avant ! Écoutez-donc Guy de Chauliac, un de ses admirateurs, mais lui désignant son véritable rôle — c'était un lyonnais : — il compare chaque génération à un enfant porté sur les épaules d'un géant ; le géant grandit de siècle en siècle, et à mesure que sa taille se hausse, l'enfant découvre un horizon plus étendu. Vous vous rappelez aussi le mot énergique de Pascal, *les anciens, c'est nous.* Et Van Swieten n'a-t-il pas dit, avec raison : *Sed certe magnus Hippocrates, si novisset recentiorum inventa, major fuisset.*

L'expérience? mais pourquoi faut-il qu'elle

.... ne se lève, hélas !
Que lorsque, déjà vieux et las,
L'homme se couche.

a dit le poète Rocaresco (Antonin-Roques).

Cependant, ne médisons pas de l'expérience, quoique Hippocrate lui-même l'ait appelée trompeuse, et travaillez, Messieurs, pour en acquérir le plus tôt et le plus possible. Que le désir d'être utile à vos semblables soit votre mobile. Travaillez, afin que le jour, prochain pour la plupart d'entre vous, où vous sentirez tout le poids de la responsabilité médicale, ce poids ne soit pas encore augmenté, pour ainsi dire, du remords de toutes les heures que vous auriez perdues ; travaillez aussi pour reculer les limites de la science, ajouter un rayon à la gloire de votre pays ; quant à moi, si je parviens à augmenter suffisamment votre bagage scientifique, pour faire de vous des praticiens savants, si je puis vous ouvrir des aperçus nouveaux, si je vous ai instruits sans vous avoir fait parcourir un chemin trop pénible, j'aurai vu se réaliser mes vœux.

OUVRAGES DU MÊME AUTEUR

Du parallélisme parfait entre le développement du squelette et celui de certaines exostoses (1864).

Étude critique sur le ramollissement cérébral (1867)

Étude sur la congestion cérébrale (1868).

De la fièvre.

Étude critiqûe sur la fièvre typhoïde (1869).

www.ingramcontent.com/pod-product-compliance
Ingram Content Group UK Ltd.
Pitfield, Milton Keynes, MK11 3LW, UK
UKHW032033260826
14628UKWH00006B/2917

9 782019 645861